DE LA NATURE

ET DU TRAITEMENT

DE LA FIÈVRE TYPHOÏDE,

PAR

le Docteur Léopold TURCK,

MÉDECIN A PLOMBIÈRES,
MEMBRE D'UN GRAND NOMBRE DE SOCIÉTÉS SAVANTES,
NATIONALES ET ÉTRANGÈRES.

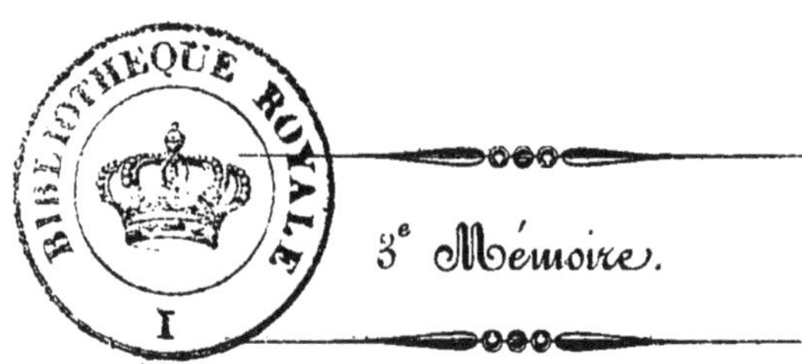

ÉPINAL,
DE L'IMPRIMERIE DE GLEY.

1846.

AVANT-PROPOS.

La fièvre typhoïde s'était développée pendant l'hiver de 1843 dans un pensionnat de demoiselles à Épinal, et neuf élèves sur trente-six avaient succombé à cette maladie aussi grave qu'elle est encore peu connue. Les élèves s'étaient réfugiées dans leurs familles dès l'apparition du fléau, emportant la contagion avec elles sur les points les plus opposés du département, où elle cessa ses ravages après s'être successivement développée sur une ou deux générations de malades, ainsi que nous l'observons la plupart du temps quand les malades seuls sont ses foyers d'infection.

Quelle a été la cause première de cette maladie ? On croit pouvoir l'attribuer au défaut d'espace dans les salles d'étude et dans les dortoirs, à une cour humide, sombre, petite, et à la saison. Peut-être le mal aura-t-il été importé d'ailleurs. A cet égard, on en est réduit aux suppositions et rien n'est généralement plus menteur. Les saignées et les purgatifs furent, je le crois, les principaux moyens opposés à ce mal. Le chiffre de la mortalité dit assez combien ils furent insuffisants.

C'est dans ces circonstances que, le jour même où je faisais hommage à la Société d'Émulation des Vosges d'un premier mémoire sur la fièvre typhoïde, mon honorable ami, M. le docteur Haxo, secrétaire actuel de cette Société, obtenait d'elle qu'une médaille d'or du prix de 200 francs serait offerte à l'auteur du meilleur mémoire sur la maladie qui venait de frapper tant et de si regrettables victimes.

Une commission de cinq médecins, dont j'ai l'honneur de faire partie, fut désignée pour examiner les mémoires qui seraient envoyés à la Société. On lui en adressa plusieurs, dont trois surtout sont très-remarquables. Les auteurs des deux premiers étudient la maladie au point de vue de la doctrine physiologique. L'un, mon ami, M. le docteur Masson, de Mirecourt, cite un grand nombre de faits puisés dans sa pratique pour appuyer sa théorie; l'autre, médecin militaire à Metz, défend les mêmes principes avec beaucoup d'habileté et de savoir. Mon ami, M. le docteur Ancelon, de Dieuze, l'un de nos praticiens les plus habiles et les plus savants, donne pour type de la fièvre typhoïde une maladie amenée par le voisinage de vastes étangs, une fièvre des marais qui a la plus grande analogie avec le mal que nous étudions et qui ne diffère que par plus de violence peut-être de la fièvre typhoïde la plus commune. M. Ancelon croit que c'est surtout à une lésion du plexus solaire que cette maladie doit être attribuée, lésion que produirait l'empoisonnement miasmatique. Le mémoire de M. le docteur Ancelon est de nature à exciter à un haut degré l'attention de l'autorité supérieure. Mon confrère emploie le quinquina avec le plus grand succès dans le traitement de cette fièvre, et les beaux résultats qu'il en obtient sont de nature à faire beaucoup réfléchir sur l'insuffisance des traitements le plus en honneur aujourd'hui, et qui ont les saignées et les purgatifs pour base.

La commission nommée depuis trois ans n'a pas encore pu se réunir ; cela est triste à dire : mais à l'institut comme dans la plupart de nos académies de province, on trouve la même tiédeur, la même indifférence : c'est un mal grave. A-t-il pour cause le manque de foi dans la vérité scientifique, la crainte, en adoptant des idées nouvelles, de ne faire que substituer une hypothèse à une autre? Cela peut avoir lieu souvent, mais si l'hypothèse a régné jusqu'ici en souveraine sur presque tout le domaine de la médecine, cela vient surtout de notre manière d'observer, tellement mauvaise qu'aujourd'hui nous n'avons peut-être pas encore dans le monde entier une seule observation médicale véritablement complète, embrassant sous tous ses aspects le fait à étudier. Dès lors, ne nous étonnons plus de n'avoir si souvent que des aperçus incomplets et faux, d'où nous ne pouvons tirer que des déductions fausses comme leur point de départ, mais ne perdons pas courage, et pour sortir de cette impasse, empruntons aux sciences physico-chimiques la rigueur de leurs procédés, réclamons leur puissante intervention, et mieux armés désormais, rentrons ainsi dans le champ de l'observation. Ne nous bornons donc plus à constater l'âge, le sexe, l'embonpoint, l'état du pouls, de la langue, de la peau plus ou moins chaude, humide ou sèche, pâle ou colorée dans toute son étendue ou partiellement, la quantité des selles et leur plus ou moins de solidité, la rareté ou l'abondance des urines, la faim et la soif, l'état des forces musculaires, la durée du sommeil calme ou agité, la violence des douleurs, leur siége, leur durée, l'époque où la maladie a commencé, et les diverses altérations que la vue, l'oreille et le toucher peuvent constater chez nos malades. Ces renseignements, quelque nombreux qu'ils puissent paraître, sont encore de beaucoup insuffisants; en effet, il faut, pour bien apprécier l'état de la peau, ajouter aux renseignements sur sa température et sa coloration, des données suffisantes sur le plus ou le moins d'abondance de ses sécrétions et sur leur nature; il faut savoir également si les selles sont pâles ou foncées, neutres ou acides; il faut savoir aussi quelle est la nature des urines et celle de toutes les humeurs que nous pouvons examiner chez l'homme vivant. Nous devons apprécier encore le plus ou le moins d'étendue de la respiration, reconnaître si les accidents observés sont rémittents, intermittents, ou s'ils persistent toujours les mêmes depuis le commencement de la maladie; rattacher aux lésions de sécrétion les différents troubles nerveux qui peuvent en dépendre, y ramener aussi les lésions de tissu que produisent si souvent les lésions de sécrétion; enfin, rechercher avec soin les causes qui sont venues troubler l'équilibre entre nos diverses fonctions, étudier leur mode d'action sur l'économie animale, et baser seulement notre diagnostique et notre thérapeutique sur toutes ces données. Nous ferons alors de la médecine une science et la première de toutes, parce qu'elle employera comme moyens toutes les autres, et qu'elle sera la plus utile.

Ainsi, quand nous aurions décrit avec soin toutes les altérations de sécrétions et toutes les modifications nerveuses qui se présentent dans le cours de la fièvre typhoïde, nous n'aurions encore rempli que la moitié de notre tâche, alors même qu'à toutes ces données, nous aurions ajouté les preuves nécessaires pour mettre hors de doute la rémittence de cette grave maladie. En effet, tant que nous ne saurions pas la cause de tous les désordres matériels que nous aurions scrupuleusement observés, nous ne saurions rien et nous serions réduits à la triste nécessité de faire seulement la médecine des symptômes, la pire de toutes, celle qui, dans l'ordre judiciaire, a pour pendant le code de Dracon, de vieille et déplorable mémoire, code sur lequel sont calqués au reste la plupart des codes modernes. Mais si nous savons que la fièvre typhoïde est produite par des miasmes dégagés des boues fétides qui environnent nos habitations, par des aliments et des boissons altérés, par des émanations du corps et des excrétions d'hommes déjà malades; si, connaissant la loi des fermentations alcoolique, acide et putride, nous savons aussi que la plus petite quantité de ces fluides pestilentiels, qui président au développement de la fièvre typhoïde, suffit pour la produire dans telle circonstance donnée, nous comprenons alors que ce n'est ni au sang, ni aux mucosités intestinales, ni à la bile, qu'il faut adresser nos remèdes, mais que nous devons nous hâter avant tout de réagir contre le poison dans l'économie toute entière et d'annuler ses effets, comme nous pouvons, à l'aide de beaucoup de substances, arrêter les progrès des fermentations dont nous venons de parler.

L'étiologie nous conduit donc ainsi à reconnaître que nous avons surtout à produire, dans le traitement de la fièvre typhoïde, une action chimique qui doit en annuler une autre et rétablir ainsi l'équilibre des fonctions, rendre la santé aux malades. Que nous nous servions ensuite des sécréteurs, de la peau, des reins, des muqueuses digestives et des muqueuses bronchiques, pour repousser loin de l'économie les substances déjà empoisonnées, au moment où nous combattons le monstre; alors rien de mieux indiqué, si nos moyens sont dirigés par une étude attentive de la loi des sécréteurs et des efforts critiques de la nature, pour amener le rétablissement des malades, et si l'expérience prouve que ces substances, tout en ayant perdu la puissance de se reproduire, peuvent cependant encore amener par leur présence de graves complications. Je me déclare donc ici le partisan des principes professés par le savant Liebig et par mon frère aîné. Les solidistes et les vitalistes m'appelleront un chimiâtre, mais j'aime à croire qu'aucun ne me refusera le titre de médecin.

Les personnes qui ont lu mon premier mémoire sur la fièvre typhoïde et qui liront celui-ci, verront que mes opinions sur elle sont bien modifiées; mais quatre ans de méditations et de recherches sur un sujet encore si controversé et mon vif désir d'aider, autant qu'il est en moi, aux progrès de la médecine, justifieraient mes opinions nouvelles si elles avaient besoin de l'être.

DE LA

NATURE ET DU TRAITEMENT

DE

LA FIÈVRE TYPHOÏDE.

Les maladies confondues aujourd'hui sous le nom de fièvres typhoïdes sont aussi communes qu'elles sont graves, mais il y a tant d'incertitude sur leur nature et sur leur traitement, que leur histoire est encore pleine d'obscurité, malgré le grand nombre et le mérite des médecins qui s'en sont occupés depuis l'antiquité jusqu'à nous. Cela tient à plusieurs causes.

Dans les temps anciens, la science n'était pas assez avancée pour pouvoir apprécier, d'une manière convenable, les phénomènes morbides dont l'ensemble caractérise les maladies. Alors il n'y avait que deux choses de possible : le doute philosophique ou la trompeuse hypothèse ;

celle-ci prévalut, se transformant sans cesse pour nous induire toujours en de nouvelles erreurs.

Dans ces derniers temps, au lieu de mettre à profit les grandes découvertes des physiciens et des chimistes pour mieux étudier les faits, on a donné à l'anatomie pathologique une importance exagérée ; on a pris, pour la cause de tous les désordres, des lésions très-secondaires. Rencontrant, dans la plupart des cadavres des personnes mortes de fièvres typhoïdes, des érosions, des ulcérations plus ou moins multipliées des glandes de Peyer, à la fin de l'ileum surtout, ulcérations allant quelquefois jusqu'à perforer l'intestin, au lieu de rechercher attentivement leur cause, on a préféré les attribuer à l'inflammation, ainsi que tous les autres accidents si nombreux et si variés que présentent ces fièvres.

Cette opinion, adoptée d'abord par toute l'école physiologique, a été admise ensuite avec plus ou moins de restrictions par le reste des anatomopathologistes, c'est-à-dire par le plus grand nombre des médecins français. Ces derniers cependant sont restés plus ou moins fidèles au galénisme, et avec Chirac, mais avec plus de modération, ils ont prescrit tout-à-la-fois les saignées et les purgatifs. D'autres, à la suite de M. le docteur de Laroque, humoristes purs, n'ont conseillé que les purgatifs souvent répétés; et quelques-uns enfin, revenant en partie aux opinions de Torti, ont prescrit le quinquina contre ces fièvres, mais sans appuyer leur opinion de raisons assez fortes, d'exemples assez bien choisis pour entraîner beaucoup de convictions. Rechercher la vérité au milieu de tant d'opinions contradictoires est une tâche bien difficile sans doute, mais elle intéresse à un si haut degré l'humanité, que je l'entreprendrai, dussé-je succomber à la peine.

M. le professeur Bouillaud, dans sa *Clinique médicale de la Charité*, considère la fièvre typhoïde comme une entérite compliquée d'inflammation cérébrale, et il s'élève avec force contre MM. Chomel et Louis, qu'il nomme les Cotin, les Pradon de la science, parce que ces savants observateurs, tout en admettant la lésion intestinale, ne peuvent pas la reconnaître pour une inflammation ordinaire; mais M. Bouillaud lui-même nous fournit les plus forts arguments contre l'opinion qu'il soutient avec tant d'énergie. En effet, dans son *Traité clinique et expérimental des fièvres dites essentielles*, il attribue les ulcérations nombreuses et profondes de la portion inférieure de l'ileum à l'action des matières alimentaires qui, dit-il, deviennent de plus en plus fétides et irritantes à mesure qu'on s'approche du gros intestin. C'est donc, d'après M. Bouillaud, à l'altération des matières qui traversent l'intestin que son inflammation est due, elle est dès lors entièrement subordonnée à l'altération des matières, elle n'est plus qu'un phénomène de troisième ou de quatrième ordre. Comment, oubliant ces prémisses, M. Bouillaud arrive-t-il à faire, de l'inflammation de l'intestin, la maladie principale? Je dois relever ici une autre erreur de M. le docteur Bouillaud; il n'est pas exact de dire, comme le fait ce savant professeur, que les matières intestinales soient de plus en plus irritantes à mesure qu'elles approchent du gros intestin : au contraire, l'observation prouve, si on les étudie dans l'état de santé, qu'acides dans l'estomac, le duodenum et le jejunum, elles sont à peu près neutres dans l'ileum par suite de la combinaison de la bile au suc gastrique.

Dans l'état de maladie au contraire, elles sont acides d'un bout de l'intestin à l'autre, mais pas davantage dans l'ileum qu'ailleurs; comment donc agissent-elles souvent avec tant de violence sur l'ileum seulement, tandis qu'elles ménagent le plus ordinairement le cœcum, le colon et le rectum, sur lesquels, d'après l'échelle établie par M. Bouillaud, ces matières devraient exercer une action bien plus funeste encore?

Pour résoudre cette question, et sa solution est d'une grande importance, étudions plus complétement le fait physiologique. Le chyme arrivé dans le duodenum est acide, mais à mesure qu'il chemine dans l'intestin, après son mélange avec la bile et le suc pancréatique, il perd de son acidité, et les expériences de Tiedman et Gmélin prouvent qu'il est ordinairement neutre dans l'ileum. Emmert, au rapport de Burdach, a constaté le même fait, mais d'après les travaux d'un savant très-distingué, M. le docteur Martin Solon, le liquide contenu dans le tube intestinal des personnes qui meurent de la fièvre typhoïde est acide d'un bout à l'autre de ce tube, ainsi que la bile elle-même, tandis que, dans l'état normal, cette dernière liqueur est alcaline.

N'oublions pas que la muqueuse de l'ileum a une organisation moins complexe que celle des parties supérieures de l'intestin grêle qui donnent naissance à une foule de chylifères, tandis que l'on n'en rencontre plus que de loin en loin dans l'ileum; et n'oublions pas non plus que cette disposition anatomique devrait rendre cette dernière portion de l'intestin bien moins irritable que ne le sont les premières. Comment donc est-elle si souvent ulcérée chez nos malades? Cela est tout simplement dû à l'action d'un chyme trop acide sur une muqueuse habituée au contact d'un chyme neutre. Ici se passe un phénomène entièrement analogue à celui qui se produit sur la peau par suite du contact trop prolongé de l'urine. En effet, quoique cette dernière membrane soit bien autrement résistante que la muqueuse de l'ileum, nous la voyons alors s'excorier, s'ulcérer même par l'action d'un liquide entièrement innocent pour la muqueuse des voies urinaires. Cette lésion de l'ileum est si bien le résultat d'une action principalement chimique, due à la présence d'un chyme trop acide, qu'elle a lieu, surtout dans les parties déclives de l'intestin, dans la face opposée à l'attache du mésentère, ainsi que cela résulte entr'autres des observations de MM. Chomel et Louis.

Si cette lésion s'étend rarement au-dessus et au-dessous de l'ileum, cela vient de ce que le duodenum et le jejunum sont plus habitués que lui au contact de liquides acides, de même que le cœcum et le colon, le cœcum surtout paraissant sécréter un liquide acide, ainsi que le rapportent Meyer, Tiedman, Gmélin, Treviranus, Schulz, Eberle et d'autres savants.

C'est très-probablement à la présence de l'albumine dans les glandes de Peyer qu'est due l'altération qu'elles éprouvent. L'albumine serait alors solidifiée par les acides intestinaux et elle deviendrait ainsi un corps étranger, une escarre de la muqueuse. Si les ganglions mésentériques qui sont au voisinage de ces glandes se tuméfient, ce n'est sans doute qu'un accident sympathique dont les analogues abondent en pathologie. Mais si le chyme devient assez acide dans les fièvres typhoïdes pour ulcérer habituellement la muqueuse de la fin de l'ileum surtout, et quelquefois celle du reste de l'intestin, on comprend que ce chyme puisse bien plus facilement encore rougir cette membrane, l'amincir, la ramollir. Dès lors s'évanouit la doctrine soutenue avec tant de talent par MM. Bouillaud, Forget et autres médecins de notre époque.

La lésion de l'intestin dans les fièvres typhoïdes n'étant qu'un accident consécutif, ne doit exercer non plus qu'une influence secondaire sur la marche de la maladie. C'est aussi ce qu'une observation attentive a pu fréquemment constater; ainsi M. le professeur Forget, dans son *Traité de l'entérite folliculeuse*, nous donne deux observations, la 45e et la 46e, où il est obligé d'attribuer la mort à la résorption purulente et non pas aux ulcérations iléales qui étaient totalement cicatrisées déjà chez un des sujets, et en voie de cicatrisation chez l'autre; mais cette résorption purulente, mais ces abcès ne sont aussi qu'un des effets de la maladie que nous avons à étudier et ils ne sont pas plus cette maladie-là même que les ulcérations intestinales.

Dans l'ouvrage de M. Louis, nous ne trouvons, chez le sujet de la 48e observation, mort le 39e jour de sa maladie, aucune ulcération des glandes de Peyer, elles sont seulement un peu épaissies et d'un bleu foncé. Le sujet de la 46e observation du même auteur, mort au 19e jour, n'offre que de petites ulcérations des plaques elliptiques de la fin du jejunum, évidemment insuffisantes pour expliquer la mort.

Dans les leçons de clinique médicale de M. Chomel, nous trouvons un sieur Taillandier succombant le 18e jour à une fièvre typhoïde et n'offrant que quelques plaques gaufrées partiellement ulcérées, incapables aussi d'expliquer à elles seules la mort de cet homme. Il en est de même de Caron, sujet de la 1re observation donnée par M. Chomel et qui mourut le 7e jour. Il n'avait que des follicules engorgés, des plaques elliptiques gonflées mais non ulcérées.

M. Bouillaud, dans sa *Clinique de la Charité*, nous donne l'observation d'un nommé Desmichel, succombant à une fièvre dite typhoïde après un mois de maladie, et chez lequel on ne trouve dans tout le tube digestif que des cicatrices d'ulcères de l'ileum. Cet homme mourut avec un engorgement des poumons, malgré une soustraction de plus de deux kilogrammes de sang, faite pendant les quatre premiers jours à dater de son entrée à l'hôpital.

M. Andral, dans son *Traité de clinique médicale*, nous donne aussi un certain nombre d'exemples de malades succombant à la fièvre typhoïde et chez lesquels les désordres anatomiques ne pouvaient pas expliquer la mort, chez lesquels aussi le tube intestinal était sain ou à peu près sain.

L'anatomie pathologique a révélé chez les victimes des fièvres typhoïdes un désordre bien plus remarquable et bien plus fécond en utiles enseignements que la lésion des plaques de Peyer, malheureusement on n'a pas su le comprendre : je veux parler du gonflement de la rate, trouvé par M. Louis chez 42 personnes sur 46 tuées par la fièvre typhoïde, et de son ramollissement observé par le même auteur sur 34 de ces 46 sujets. Avant M. Louis, M. le professeur Andral avait dit, dans sa *Clinique médicale* : « Quoi qu'il en soit, la fréquence de ces altérations de la rate est un des phénomènes les plus remarquables que nous offrent les fièvres graves. L'augmentation de volume de la rate avec modification de sa consistance est au moins aussi constante dans ces maladies que la lésion du canal alimentaire. Si un jour on parvient à reconnaître les fonctions de la rate, ajoute-t-il, on pourra peut-être apprécier l'influence des lésions de cet organe. » M. Louis dit la même chose en d'autres termes. Après avoir examiné avec le soin qu'on lui connaît les lésions de la rate dans la fièvre typhoïde, il ajoute : « Terminons en concluant que, dans l'état actuel de la science, il n'est pas possible de déterminer la nature des lésions qui nous occupent. » M. Chomel, dans ses *Leçons de clinique médicale,* reconnaît cette fréquence des lésions de la rate dans les fièvres typhoïdes, mais il ne peut pas davantage en expliquer la cause. M. Bouillaud, dans sa *Clinique médicale de la Charité,* ne parle presque pas de cette altération de la rate, préoccupé surtout qu'il est de l'état des voies digestives. M. le professeur Forget, en rapportant l'opinion de quelques-uns de ses prédécesseurs sur l'altération de la rate dans les fièvres typhoïdes, termine ainsi : « Il serait à désirer que le rôle de la rate fût aussi bien déterminé que ses lésions sont bien constatées; malheureusement tout est mystère encore dans les fonctions de cet organe, et partant dans le mécanisme et *l'expression fonctionnelle* de ses lésions. »

D'après Haller, la ligature de la veine-porte ou de la veine splénique sur un animal vivant fait gonfler et durcir la rate. D'après Gendrin et d'après M. Andral, une inflammation ou une atrophie du foie, un dérangement dans la circulation hépatique, produisent le même résultat.

Mon illustre maître, le docteur Broussais, pensait que la rate est un déviateur du sang qui se porte au foie, à l'estomac, aux intestins et au pancréas, et que c'est après la digestion surtout qu'elle remplit cette fonction. Carus croit avec d'autres physiologistes que cet organe doit être considéré comme une annexe du foie, comme destiné à convertir du sang artériel en sang veineux pour l'envoyer à la veine-porte, peut-être est-il un excitateur électrique des sécréteurs qui l'avoisinent, ainsi que le présume mon frère aîné. Quoi qu'il en soit de la nature encore ignorée de ses fonctions, un fait acquis pour la science, c'est la très-grande fréquence de son hypertrophie dans les fièvres typhoïdes.

L'augmentation de volume de la rate dans les fièvres intermittentes est aussi un fait généralement connu. Je pourrais citer ici, pour le prouver, une foule d'observateurs tant anciens que modernes. Les fièvres typhoïdes qui font enfler la rate ne seraient-elles pas des fièvres intermittentes elles-mêmes, ou des fièvres rémittentes subcontinues ayant le même caractère, et l'effrayante mortalité qu'entraîne partout en France la fièvre typhoïde ne viendrait-elle pas de ce que, confondant aujourd'hui ces fièvres rémittentes avec les fièvres continues, on néglige la médication spécifique qui seule peut les guérir facilement ?

« Les fièvres subcontinues, dit Joseph Franck, débutent comme les intermittentes, et doivent être traitées comme elles; elles suivent la même marche, mais quand survient la période d'apyrexie, la fièvre ne cesse pas entièrement, elle ne fait que décroître, de telle sorte qu'il y a seulement rémission. La nouvelle apyrexie est, dans la plupart des cas, moins tranchée que la précédente, de sorte qu'à mesure que la maladie s'aggrave, elle offre de plus en plus l'aspect d'une fièvre continue. »

Torti, dans son *Traité des fièvres pernicieuses périodiques*, fait une classe à part des fièvres subcontinues et leur donne pour caractère de débuter habituellement comme les fièvres intermittentes, mais d'arriver plus ou moins vîte à revêtir les apparences des fièvres aiguës, continues et malignes. « *Degenerat ergo intermittens febris in continuam*, dit ce savant observateur, *vel in morbi progressu, vel in ipso statim principio, ut non infrequenter accidit*, ajoute-t-il plus loin. »

Étudions maintenant quelques-uns des faits qui nous sont donnés comme des modèles de fièvres typhoïdes continues, et voyons s'ils ne présentent pas au contraire tous les caractères de ces fièvres subcontinues, fréquemment désignées aussi sous le nom de demi-tierces et de double-tierces, et dont Hypocrate disait déjà : « *At in semi tertiana appellata contingit quidem et acutos morbos fieri et est hæc præ aliis maxime lethalis.* » Nous allons examiner d'abord quelques-unes des observations que M. le docteur Louis nous donne dans la deuxième édition de ses *Recherches sur la fièvre typhoïde.*

Un tabletier souffrant depuis trois mois, plus malade depuis trois semaines, gardait le lit depuis 5 jours lorsqu'il arriva à la Charité le 17 novembre 1822. Il avait éprouvé une céphalalgie intense, une soif vive, une complète anorexie, une chaleur élevée, des douleurs dans les membres, une épistaxis considérable le 7e jour, un dévoiement abondant à dater du 10e jour. Dans la dernière semaine, des frissons alternant fréquemment avec la chaleur. Dès le début son sommeil fut agité. Le 1er novembre, jour de son entrée à l'hôpital, profonde faiblesse, nulle céphalalgie, etc. Le malade ne se plaignait que de son dévoiement, son pouls régulier, assez large, donnait 100 pulsations par minute. La nuit, sueur copieuse et un peu de délire.

Le 2, point d'abattement, réponses convenables, pouls à 104 pulsations, etc. Le dévoiement continue; la nuit, violent délire. Le lendemain il ne se rappelait pas son délire, etc.; il mourut le 5. A l'ouverture de son cadavre, on trouva sa rate triplée de volume, d'un rouge foncé et presque putrilagineuse. Eh bien, je le demande : n'est-ce pas là le tableau d'une fièvre rémittente, d'une double-tierce bien caractérisée, reconnaissable encore jusqu'à la fin même de la vie du malade? Cet homme, qui pendant les 3 premières semaines de sa maladie ne fut pas observé par un médecin, raconte cependant que ses nuits ont toujours été plus mauvaises que ses journées. Il se souvient que, pendant la semaine qui a précédé son entrée à l'hôpital, il a eu des frissons suivis de chaleur; enfin, observé par M. Louis, on trouve sens intègres pendant les deux premières journées, délire marqué la première nuit, violent délire la seconde, et à l'ouverture de son cadavre, la rate très-volumineuse et profondément altérée. Ne sont-ce pas là tous les caractères de la double-tierce pernicieuse, de la fièvre subcontinue pernicieuse de Torti? Me dira-t-on que dans le traitement on a fait la part de cette fièvre, en administrant une infusion froide de quinquina et un lavement de quinquina camphré? Mais ces remèdes n'ont été prescrits que la veille de la mort, bien trop tardivement et à trop faible dose pour pouvoir triompher d'une maladie aussi grave; ils n'ont été d'ailleurs donnés que comme de simples toniques.

Une fille de 20 ans était malade depuis quinze jours, quand, le 12 janvier, elle fut admise à l'hôpital de la Charité. Au début, céphalalgie, frissons violents suivis de chaleur, soif, etc. Les frissons se renouvelèrent irrégulièrement tous les jours, la faiblesse fit des progrès rapides, la malade s'alita le 3e jour : elle eut du dévoiement et des nausées; le 13, abattement, assoupissement continuels, sens intègres, réponses convenables, etc.; le pouls donnait 118 pulsations à la minute, délire la nuit; le lendemain réponses justes mais lentes, un peu d'anxiété, etc.; dans la nuit, délire plus violent que la veille. Le 15 au matin, malaise, anxiété, gémissements, sens intègres, peu d'agitation pendant la nuit, etc.; mort le 22. A l'ouverture de son corps, on trouve la rate doublée de volume et ramollie.

Ici encore n'est-ce pas, au lieu d'une fièvre typhoïde, une double-tierce pernicieuse, une fièvre subcontinue? La malade arrivée à l'hôpital raconte qu'elle a depuis quinze jours des frissons suivis de chaleur venant irrégulièrement chaque jour; il est très-probable qu'un observateur aurait reconnu que cette prétendue irrégularité n'était que la régularité d'une double-tierce dont M. Louis constaté l'existence, sans toutefois la reconnaître dès que la malade est confiée à ses soins. Le 13, pendant la journée, sens intègres, la nuit un peu de délire; le 14, sens intègres pendant le jour, délire violent pendant la nuit; le 15, intelligence intègre, moins d'agitation pendant la nuit que la nuit précédente, du reste aggravation de tous les symptômes. Eh bien! n'est-ce pas là encore un beau type de double-tierce pernicieuse, auquel l'anatomie pathologique vient imprimer son cachet en nous montrant une rate double de volume et ramollie?

En lisant les bonnes observations que renferme lelivr de M. le docteur Louis, on verra que presque toutes offrent, comme les deux que j'ai prises au hasard, les mêmes caractères; que presque toutes sont des fièvres double-tierces ou subcontinues pernicieuses, et on comprendra dès lors pourquoi presque toujours, avec les frissons et les redoublements nocturnes, il y a grave altération de la rate.

Si nous demandons à M. le docteur Andral quelques-unes de ses excellentes observations de fièvres considérées comme continues et typhoïdes, nous constaterons encore que ces fièvres ne sont souvent que des rémittentes, des double-tierces.

Un doreur sur métaux, âgé de 17 ans, tomba malade le 26 décembre 1821, à la suite de travaux excessifs; il éprouva des frissons dans la soirée, son sommeil fut pénible et agité, les frissons se renouvelèrent tous les jours jusqu'au 12 janvier, jour de son entrée à l'hôpital; depuis lors jusqu'au 23 janvier, des accidents plus ou moins graves du ventre et de la poitrine, un grand abattement, un peu de délire; du 23 au 27, amélioration marquée;

puis, sans cause connue, rechute très-grave pendant la nuit, et mort dans la matinée du 28. A l'autopsie on n'a point fait attention à la rate ni au foie, mais évidemment cet homme a succombé à une fièvre rémittente, à une double-tierce pernicieuse; pendant 16 jours elle était caractérisée par des frissons le soir et par un sommeil agité, plus tard la maladie étant devenue continue, comme cela arrive si souvent, elle parut se terminer le 23; mais l'ennemi méconnu n'avait pas été convenablement attaqué : aussi un nouvel accès de fièvre pernicieuse enleva le malade au moment où on le croyait guéri.

Un tailleur âgé de 18 ans avait depuis 8 jours une violente céphalalgie, peu d'appétit et de forces. Le 11 août, entre 8 et 9 heures du matin, il eut un grand frisson suivi de chaleur et de sueur, à midi tout était terminé; le 12, il s'éveilla fort mal à son aise, ne se leva pas, eut un frisson à 4 heures du soir et sua abondamment pendant la nuit; le 13, il n'avait plus mal à la tête, il était pâle, son pouls était fréquent, sa peau en sueur. D'après le récit du malade, d'après son état, on pouvait le croire, dit M. Andral, atteint d'une fièvre rémittente double-tierce, et certes en le croyant on ne se serait pas trompé; mais, parce que depuis cette époque les frissons manquèrent, parce que depuis lors la fièvre n'eut plus que les caractères d'une fièvre continue pernicieuse, M. Andral crut, mais à tort, devoir le ranger dans cette classe. C'était tout simplement une subcontinue pernicieuse, mais de celles qui prennent vite les apparences d'une fièvre continue, *ut non infrequenter accidit*, dit Torti.

Le fait suivant donne lieu aux mêmes observations critiques. Un porteur d'eau âgé de 25 ans fut pris, dans la soirée du 17 janvier 1822, de frissons qui se prolongèrent pendant la nuit ; le lendemain, malaise, diminution de l'appétit, retour des frissons le soir, même état jusqu'au 20. Du 20 au 24, viennent s'ajouter des coliques et des déjections alvines fréquentes ; le 24, entrée à l'hôpital ; il eut un violent redoublement de fièvre le soir ; mais depuis lors jusqu'au 11 février, jour de sa mort, la maladie de cet homme eut tous les symptômes d'une fièvre continue pernicieuse.

M. Bouillaud, dans sa *Clinique de la Charité*, nous fournit aussi des exemples de fièvres subcontinues pernicieuses, prises par lui pour des entérites ou des gastro-entérites ; et si ce savant professeur, moins préoccupé de l'inflammation intestinale et de mettre en relief la méthode des saignées coup sur coup, avait tenu plus de compte des antécédents de ses malades pendant les jours de souffrances qui précédèrent leur entrée à l'hôpital, s'il avait donné des renseignements plus complets sur leurs nuits à l'hôpital, si enfin il avait donné l'histoire d'un plus grand nombre de cas graves, nous trouverions probablement chez lui autant d'exemples de fièvres rémittentes pernicieuses méconnues que l'on en trouve chez les autres nosographes de notre époque et de notre nation ; toutefois, dans les 14 cas très-graves qui forment la première section de ses observations, nous en trouvons six qui appartiennent évidemment aux fièvres rémittentes pernicieuses.

Boucher, âgé de 24 ans, a eu, le 20 octobre 1836, des frissons, de la fièvre, un malaise général, un mal de gorge ; il s'alite, et le 26 ou le 27 il tousse ; deux jours après il commence à cracher le sang ; il entre le

2 novembre à l'hôpital : ses lèvres sont sèches et croûteuses, sa langue humide, sa bouche pâteuse, il souffre de la gorge en avalant, étourdissements, taches sur le ventre, gargouillements à la pression dans le flanc droit, etc. Le 6, le malade sue beaucoup la nuit; le 10, délire pendant la nuit; le 11, le 12 et le 13, également délire nocturne; le 13, frissons à 5 heures du matin; le 14 et le 15, délire nocturne; le 16, frissons pendant toute la nuit; le 17, le 18 et le 19, délire nocturne; le malade meurt le 20 au matin; à l'ouverture du corps, on trouve la rate augmentée de volume et ramollie. La maladie de cet homme a débuté par des frissons; il est bien probable que, pendant les 12 jours qui ont précédé son entrée à l'hôpital, il a eu ou d'autres accès de frissons ou des redoublements de chaleur. M. Bouillaud se tait à cet égard, c'est qu'il a mal interrogé son malade, qui, du 2 novembre au 10, a dû avoir aussi des redoublements quotidiens qu'un observateur moins préoccupé aurait plus facilement constatés. Mais depuis lors, le délire nocturne et les frissons ne laissent plus de doute au médecin dégagé des préjugés de l'école ; la maladie est une fièvre double - tierce pernicieuse méconnue, aussi à l'autopsie la rate est-elle volumineuse et moins dure que de coutume. En lisant attentivement les observations 4, 5, 7, 9 et 10, on y retrouve encore les caractères des fièvres rémittentes; à la vérité, on est obligé de regretter que les malades n'aient pas mieux été interrogés sur ce qu'ils ont éprouvé au début leur maladie, ni mieux observés à l'hôpital le soir et pendant la nuit.

La fille Joyau, âgée de 17 ans, a un malaise général, de la céphalalgie, des éblouissements, des frissons suivis de chaleur, etc. Ces symptômes ont été en s'aggravant, dit M. Bouillaud : eh bien ! ces symptômes-là sont encore ceux des fièvres rémittentes.

M. le professeur Forget nous fournit aussi, dans son *Traité de l'entérite folliculeuse*, un bon nombre d'exemples de fièvres subcontinues prises par lui pour des inflammations de l'intestin, des entérites folliculeuses. Une femme de 21 ans entre à la clinique de Strasbourg le 16 novembre 1839 ; on la dit malade depuis quatre jours, elle a eu de la diarrhée, de la céphalalgie, du délire, de la fièvre, son facies est empreint de stupeur, etc.; son pouls donne 120 pulsations par minute, elle a eu le délire la nuit; le 17, le délire revient encore la nuit; il en est de même le 18 et le 19; la malade meurt le 20, à 4 heures du matin; à l'ouverture du corps, on trouve le foie très-volumineux ainsi que la rate qui était engorgée et friable. Voilà encore un cas où l'on reconnaît évidemment une fièvre subcontinue, mais très-maligne, arrivant presqu'aussi vite à une issue fatale qu'elle aurait pu le faire en Italie ou en Grèce, mais c'est que Strasbourg est environné de marais.

Un homme de 24 ans éprouve, le soir du 29 octobre 1839, un violent frisson suivi de céphalalgie, de chaleur et de sueur; le 30, il eut de la diarrhée, le soir un nouveau frisson, il sua pendant la nuit; le 1er novembre, il eut une fièvre violente, des vomissements bilieux, un épistaxis; il entra le lendemain à l'hôpital, c'était le 2 novembre; dans la nuit du 3 au 4, il sua; les accidents ataxo-adynamiques se prononcèrent chaque jour davantage; il mourut le 8, à 5 heures du matin; la rate était volumineuse et friable : c'est encore un exemple de fièvre rémittente maligne entièrement méconnue.

Hornœker, âgé de 19 ans, entre à la clinique le 3 octobre 1836; il raconte qu'il eut, il y a 8 jours, des frissons suivis de chaleur, céphalalgie, courbature, douleurs abdominales, diarrhée, etc.; il a la bouche fuligineuse, la peau chaude et sèche, une soif intense, le pouls fréquent, etc.; il a du délire dans la nuit du 3 au 4, son pouls est à 120, le soir il est plus fréquent; il délire dans la nuit du 4 au 5, dans celle du 5 au 6; le 7 et le 8, il a un délire continu; il meurt dans la soirée du 9. A l'ouverture de son corps, on trouve la rate engorgée et friable : ce fait est un nouvel et déplorable exemple de fièvre subcontinue pernicieuse, reconnaissable encore lors de l'arrivée du malade à l'hôpital, mais se changeant, comme cela a si souvent lieu, en fièvre continue.

Je ne finirais pas si je voulais rapporter tous les exemples de fièvres subcontinues pernicieuses, prises pour des fièvres continues typhoïdes ou pour des entérites folliculeuses : cette grave erreur, si fatale à la santé publique, explique d'une part l'effrayante mortalité de la fièvre typhoïde, et de l'autre les vives contestations qui se sont élevées à son sujet parmi des hommes savants et zélés, qui avaient tous raison en attaquant leurs adversaires, et toujours tort en défendant des opinions qui, on le voit, n'avaient aucune base. Richard Morton disait, en parlant du médecin qui méconnaît la nature de ces fièvres pernicieuses : « *Symptoma quidem interea remediis propriis sed incassum tentatur. Nam post habito fermento febrili proxima effervescentiæ periodo, priora aut deteriora symptomata inexpectata recrudescant, medicus Sysiphi saxum volvit, atque æger vitæ dulcissimæ dispendio aut saltem magno sumptu... pœnas sero luit.* » Ici j'ai hâte de le dire : les médecins dont je viens de parler et de citer les observations, ont fait les plus honorables efforts pour éclaircir cette grave et difficile question, obscurcie surtout par les fausses lueurs de l'anatomie pathologique, cette grande idole de la médecine française, qui, mettant des effets très-secondaires à la place des causes, a fait oublier à nos maîtres la solide expérience de nos prédécesseurs, et a jeté la science médicale dans un déplorable désordre; mais cette faute est celle de l'époque, et beaucoup de bons esprits commencent heureusement à la connaître et à l'éviter.

La fièvre subcontinue pernicieuse ne se borne pas à revêtir les apparences de la fièvre continue, avec laquelle on la confond généralement aujourd'hui : elle peut, dit Morton, tromper souvent le médecin en prenant le masque d'un vomissement que rien n'arrête, de la dyssenterie, du choléra morbus, de la migraine, de l'apoplexie, de la syncope, d'un spasme universel, de la pleurésie, de la péripneumonie, etc., etc.

Nous avons vu dans ces dernières années une erreur de ce genre, à Strasbourg, à Nancy et dans plusieurs autres villes : une fièvre pernicieuse cérébrale, à périodes si bien dessinées qu'il est impossible aux lecteurs des mémoires de MM. Forget et Rollet de la méconnaître, a été prise par ces médecins et par plusieurs autres pour une inflammation continue, pour une pie-mérite cérébro-spinale : sur 40 malades soignés à Strasbourg d'après cette opinion, on en a perdu 22. A Nancy, sur 28 malades, dont plusieurs peuvent à bon droit être retranchés de la liste, tels que ceux de la 1re, de la 2e et de la 5e observation, on en a perdu 8, et comme M. Rollet n'a donné que l'histoire de 15 de ses malades, en admettant qu'il y a encore deux diminutions à faire dans les 13 restants, il aura donc perdu 8 malades sur 23, ce qui est toujours une énorme perte, à Nancy surtout où la grande salubrité de la ville fait que les fièvres pernicieuses y sont toujours moins fréquentes et moins graves qu'à Strasbourg. Au lieu des énormes saignées et de 10 ou 15 cautérisations sur le rachis que pratiquait M. le docteur Rollet sur ses patients, en s'applaudissant de cette innovation malheureuse, il aurait dû prescrire d'énormes doses de quinquina, et disons ici, avec Joseph Frank, que, dans les fièvres pernicieuses, il ne faut pas se hâter de bannir le quinquina pour le remplacer par le sulfate de quinine. La poudre de quinquina s'attachant sur toute la muqueuse intestinale et y adhérant plus ou moins longtemps, peut agir sur cette vaste surface et sur les humeurs qui la lubréfient, d'une manière plus certaine et en même temps plus douce que ne le fait une solution concentrée de sulfate de quinine; et puis le quinquina peut avoir une action différente et mieux appropriée à la nature du mal. L'expérience n'a pas encore dit son dernier mot sur cette très-grave question.

Morton, que j'ai déjà cité, nous dit, en parlant des fièvres pernicieuses, « *hæ febres haud raro plerosque alios morbos eosque acutissimos simulare solent* ». Nous venons de jeter un coup d'œil sur une de leurs plus graves complications. MM. les docteurs Bourgeron et Bonniot de Lavallette, dans le département de la Charente, ont eu à en combattre une autre et ont su parfaitement le faire. La fièvre rémittente était accompagnée chez eux d'abondantes sueurs et de l'éruption miliaire que les grandes sueurs provoquent à peu près toujours; ils se sont hâtés d'administrer le quinquina et ont guéri leurs malades. M. le docteur Gigon, en rendant compte de leur pratique dans ce cas difficile, nous a présenté cette maladie comme la fièvre miliaire maligne, mais cette dernière est continue, je l'ai décrite et j'ai indiqué un traitement qui la guérit toujours. M. le docteur Gigon n'en a pas moins longuement critiqué mon mémoire, mais sa critique est sans portée, puisque son point de départ est entièrement faux.

Je crois avoir maintenant démontré que les lésions du tube intestinal et particulièrement de la fin de l'ileum, si fréquentes dans les fièvres appelées typhoïdes, sont des accidents très-secondaires, principalement chimiques, et qui, simples effets d'une lésion de sécrétions, ne sont pas plus la maladie qu'ils ne peuvent l'expliquer. J'ai prouvé aussi que l'augmentation du volume de la rate et son ramollissement chez la plupart de ceux qui meurent des fièvres typhoïdes, ont une bien autre valeur que les lésions de l'intestin, quand surtout on les trouve chez des personnes pendant la dernière maladie desquelles on a pu constater des frissons et des rémittences bien caractérisées. Enfin, je crois aussi avoir prouvé par un rapide examen que tous nos pathologistes modernes, méconnaissant ces deux derniers caractères, ont pris presque toujours des fièvres larvées subcontinues pernicieuses pour des fièvres continues, et à ce point que le mot fièvre typhoïde, s'il est conservé, devra être compris désormais comme désignant les fièvres subcontinues typhoïdes, puisque sur 100 faits donnés comme exemples de fièvres typhoïdes continues, plus de 80 appartiennent évidemment aux fièvres subcontinues.

Étudions maintenant les causes qui développent ces maladies. Les fièvres subcontinues, de la nature des fièvres intermittentes ordinaires, mais habituellement plus graves, peuvent être développées sous l'influence des miasmes qui se dégagent des marais, des salles d'hôpitaux, des prisons, de la réunion d'un trop grand nombre d'hommes dans une même habitation ; elles se reproduisent aussi par une contagion véritable, que tous les médecins de nos provinces ont trop de fois constatée pour qu'on puisse la mettre encore en doute. Elles peuvent être également produites par la boisson d'une eau corrompue, par des aliments de mauvaise qualité, par des vêtements insuffisants, l'intempérance, une habitation malsaine, des idées tristes, des travaux excessifs, etc.

Quand ce sont des miasmes ou la contagion qui produisent les fièvres subcontinues, évidemment la première action morbide a lieu sur la peau et la muqueuse des voies aériennes. Comment expliquer alors les altérations de l'ileum autrement que je ne l'ai déjà fait? Me dira-t-on que les miasmes putrides agissent sur l'ileum comme les cantharides agissent sur les voies urinaires? Mais voilà de l'eau putride, des aliments corrompus et insuffisants, le froid humide, des travaux excessifs, l'intempérance qui peuvent amener les mêmes maladies et les mêmes lésions de l'ileum. Soutiendra-t-on encore que c'est toujours par suite d'une action spéciale, ménageant tous nos autres organes pour n'attaquer qu'une petite portion de la muqueuse intestinale : est-ce que, dans les fièvres rémittentes pernicieuses ou typhoïdes, l'économie toute entière n'est point malade? Est-ce que toutes les sécrétions ne sont pas alors profondément modifiées? Est-ce que, par suite, le système nerveux ne se trouve pas fortement compromis? Est-ce que le sang n'est pas bien altéré, plus ou moins couenneux au début de la maladie, plus tard riche en globules et pauvre en fibrine, plus tard encore, dissous par la prédominance de l'ammoniaque dans quelques cas très-graves et ordinairement aux approches de la mort? Est-ce que l'engorgement des poumons, les épanchements séreux, la tuméfaction et le ramollissement de la rate ne sont pas aussi des suites de ces maladies? Est-ce que les muscles et le tissu cellulaire souvent atrophiés, est-ce que la peau sèche ou baignée de sueur, brûlante ou froide, maculée d'une manière spéciale, souvent largement gangrenée, exhalant souvent une odeur de souris, est-ce que tous ces désordres doivent être passés sous silence? Pourquoi, en présence d'altérations si nombreuses et si graves, les oublier toutes pour ne tenir compte que de l'irritation de la portion la moins irritable peut-être de tout le tube digestif, d'une irritation qui, ainsi que je l'ai suffisamment établi, n'est qu'un accident très-secondaire et purement chimique? Je sais bien qu'un certain nombre de médecins et M. Forget entr'autres, professant un profond mépris pour l'étiologie, nous disent qu'il faut négliger de pareilles recherches et arriver le plus vite possible au douloureux mobile *des expressions fonctionnelles*, à la lésion anatomique; eh bien! cette manière de faire la médecine, de subordonner non-seulement les causes aux effets, mais de choisir encore entre tous un des effets les moins influents, les plus secondaires et d'oublier tous les autres, est une façon d'agir que la science condamne, car avant tout elle est logique.

La fièvre typhoïde, quelle que soit sa cause, attaque l'économie toute entière : la saignée est-elle alors le remède à opposer à cette fièvre? Mais si tous les tissus sont malades, si toutes les humeurs sont altérées, que ferez-vous en saignant? Vous affaiblirez l'économie déjà trop affaiblie, le sang qui restera appellera à lui, de tous nos organes, des liquides plus altérés qu'il ne l'était lui-même et vous n'aurez rien fait, absolument rien, contre la maladie. Cela est si vrai que M. Louis, étudiant avec le talent et la conscience qu'on lui connaît l'effet de la saignée contre la fièvre typhoïde, est forcé de le considérer comme à peu près nul, et que M. Bouillaud, avec des saignées coup sur coup, perd encore un malade sur moins de six.

M. le docteur Scoutetten, dans son savant *Traité sur l'hydrothérapie*, nous apprend qu'en Bavière on ne perd dans certains hôpitaux qu'un malade sur 100. Il serait curieux əp savoir si en Bavière la méthode des saignées coup sur coup y est en bien grand honneur, et si on y confond les fièvres continues et subcontinues comme on le fait en France.

Si on examine un malade au début de la fièvre typhoïde, on le voit chanceler en marchant, parce qu'il a alors des vertiges; ces vertiges le tourmentent encore quand il est assis sur son lit, ils disparaissent ou diminuent quand il est couché, ils redoublent si l'on comprime l'une ou l'autre de ses carotides; ces symptômes n'indiquent-ils pas bien plutôt la prostration, la faiblesse, que la pléthore? Comment donc baser sur eux la fameuse théorie des saignées coup sur coup? Voulez-vous à leur aide combattre l'inflammation des dernières portions de l'ileum, et espérez-vous en triompher en ôtant, comme vous le faites, quatre ou cinq livres de sang à vos malades? Mais vous ne pouvez pas citer un seul cas où vos saignées aient enrayé la fièvre typhoïde, et d'ailleurs, avant d'en venir à une médication aussi hardie et que vous appliquez à toutes les affections aiguës, il fallait étudier un sujet si grave, je ne dirai pas consciencieusement, car vous êtes éminemment consciencieux, mais avec toutes les précautions qu'il méritait et que vous avez négligées. Savez-vous ce que dit Frédéric Hofman, le savant, l'illustre rival de Stahl, quand il parle de ceux qui considèrent la saignée comme une espèce de panacée : « *Liberales nimium sunt in sanguine profundendo, ac in omnibus tantum non morbis venam secandam esse præcipiunt, prætereaque sciunt fere nihil.* » Et quand, examinant les causes nombreuses de nos maladies, il arrive à celle dont nous nous occupons ici, voici comme il caractérise la saignée. « *Jam si specialius ipsas morborum origines disquirimus, stupendæ profecto exiguitatis sunt illæ exhalationes, quæ malignos, pestilentes, petechiales, dysentericos et exanthematicosque morbos inducunt, ac quæ intima corporis subeundo iisdemque adhærendo motuum in solidis et fluidis œconomiam graviter pervertunt, ita vero comparatæ ut neutiquam sanguinis substractione amovere queant et eliminari, sed potius impingantur.* »

Si la saignée ne convient pas au traitement des fièvres subcontinues typhoïdes, les purgatifs sont-ils mieux indiqués? Comparant la pratique de M. Weber de Mulhausen, si justement loué, si bien apprécié par M. le docteur Louis, et celle de M. Laroque à la pratique de M. Bouillaud, évidemment les purgatifs ont de grands avantages sur la saignée; ce serait même le moyen le plus puissant à opposer à ces graves maladies si elles consistaient, comme le prétend M. Laroque, dans l'altération des matières intestinales, mais cette altération bien constatée n'est elle-même qu'un effet dont la cause, toujours présente dans l'économie, reproduit sans cesse les matières que l'on expulse à l'aide des purgatifs. Cela est si vrai que souvent, dans les fièvres typhoïdes graves, vous voyez les malades torturés par des vomissements sans fin, par un dévoiement continuel, se débarrasser ainsi des matières contenues dans le tube intestinal et n'être que plus malades. M. Laroque perd encore un sujet sur 10, cas graves et cas légers compris. Entre les mains habiles de M. Louis, ce traitement a donné le même résultat, mais ses malades ont eu de longues et douloureuses épreuves à supporter, puisque, sur 31 personnes soignées par lui à la Pitié d'après cette méthode, neuf ont été deux mois à se guérir. Enfin M. Andral, dont l'opinion est d'un si grand poids dans ces matières, essayant aussi les purgatifs à la Charité, perdit 8 malades sur 46, et notons bien que les fièvres typhoïdes à Paris, pour y être très-fréquentes, sont loin d'avoir habituellement les caractères graves qu'elles revêtent si souvent dans nos provinces.

Si les purgatifs n'attaquent qu'un des effets de la fièvre typhoïde en en respectant la cause, peut-on les associer à la saignée dans cette maladie? L'expérience a déjà suffisamment prouvé que non, et il ne pouvait en être autrement, puisque ni l'un ni l'autre de ces puissants moyens ne peut combattre cette fièvre dans sa nature, puisque si l'un affaiblit l'économie en ne faisant qu'aggraver l'état du malade, l'autre n'attaque qu'un effet très-secondaire : leur association ne peut donc être dans ce cas et n'est réellement d'aucun avantage.

Ayant reconnu depuis longtemps que le traitement antiphlogistique tel que nous l'enseignait mon illustre maître, le docteur Broussais, ne pouvait pas convenir contre la fièvre typhoïde, je me bornais à faire de la médecine expectante. Je prescrivais aux malades des tisanes émollientes, de l'eau pure quand ils la préféraient et quelques cuillerées par jour de lait ordinaire ou caillé, ou bien du bouillon léger, ayant bientôt reconnu qu'une diète absolue et prolongée, comme on le conseille si souvent en France, est à elle seule une cause grave de maladie et de mort, et je guérissais ainsi autant de malades que M. le docteur Laroque. Je préférais cette médecine négative à un traitement plus actif mais que je n'avais pas compris, et qui, au lieu d'enrayer la maladie aurait pu l'aggraver. Je savais que je pouvais choisir entre les purgatifs et les saignées ou bien associer ces deux moyens, mais comme leurs partisans ne basaient guère leurs opinions que sur des hypothèses, je ne pouvais pas m'en contenter et je préférais m'abstenir. La médication tonique ne me paraissait pas non plus s'appuyer sur des données assez positives pour que je crusse devoir la prescrire ; cependant les ravages incessants des fièvres typhoïdes venaient déposer chaque jour de l'insuffisance de notre art et de la nécessité de nouvelles recherches sur cette grave maladie.

Je considérais alors les fièvres typhoïdes comme des fièvres continues, je partageais à cet égard l'erreur commune. J'avais souvent vu des sueurs critiques venir les juger et les juger favorablement. En rapprochant ces faits des causes qui occasionnent le plus habituellement ces fièvres, je crus qu'en provoquant ces sueurs à l'aide de lotions alcalines et d'infusions chaudes de fleurs de tilleul, de sureau et autres semblables, je guérirais bien plus vite mes malades. J'obtins ainsi des guérisons remarquables, que j'ai publiées dans mon premier mémoire sur la nature de la fièvre typhoïde, inséré dans les *Annales de la Société d'Emulation* d'Epinal. Mais dans trois cas graves, je ne pus pas parvenir à faire suer mes malades; deux à la vérité étaient agonisants et avaient été administrés avant ma première visite, mais Torti guérissait encore dans des cas aussi désespérés. Le troisième était un chef de famille qui délira dès le premier jour et courut plusieurs fois dans la campagne n'ayant qu'une chemise pour vêtement et pour gardes des personnes faibles et habituées à lui obéir. Ce fut alors que, relisant avec une attention nouvelle les ouvrages modernes qui traitent de cet important sujet, je remarquai pour la première fois que presque tous les exemples de fièvre typhoïde que nous donnent les bons observateurs, sont des exemples de fièvres rémittentes on ne peut pas mieux caractérisées. Je compris dès lors que, si nous voulions avancer la science, nous devions reculer jusqu'à Torti et ses contemporains et opposer comme eux le quinquina surtout à ces graves affections. Je vais rapporter les observations de quelques malades traités d'après cette méthode, on reconnaîtra sans doute sa supériorité sur toutes les autres.

Vial, maçon du Val-d'Ajol, travaillait à Xertigny. Cet homme a environ 40 ans, il est habituellement maigre et un peu faible; il était enrhumé depuis quelques jours, quand, le 12 avril dernier, il éprouva une lassitude inaccoutumée, des frissons et de violentes douleurs de tête. Le 13, tous les accidents de la veille s'étaient aggravés et il fut obligé d'abandonner son travail. Le 15, on le reconduisit chez lui et je le vis à son passage à Plombières;

il était couché sur une voiture, sa peau était aride et sèche, sa tête était douloureuse; il éprouvait des douleurs contusives dans les membres, sa langue était sèche et rouge à l'extrémité, son ventre était météorisé mais peu douloureux à la pression, son pouls donnait de 120 à 125 pulsations par minute. La veille, cet homme avait eu une selle solide. Je prescrivis des lotions alcalines pour le faire suer, des infusions chaudes et une potion légèrement opiacée; sa toux diminua, mais tous les autres accidents s'aggravèrent; j'allai le voir chez lui le 18 : son pouls avait la même fréquence, sa langue était plus sèche, plus rouge et tremblait quand il la sortait de sa bouche, sa physionomie exprimait une profonde souffrance; il répondait juste aux questions qu'on lui faisait, mais abandonné à lui-même il avait un léger délire; son ventre était toujours météorisé, il se plaignait d'épreintes fréquentes, mais la veille encore il avait eu une selle solide; chaque nuit, vers trois heures du matin, tous les accidents redoublaient d'intensité au dire des personnes qui le soignaient; je fis cesser à l'instant une médication évidemment insuffisante et je prescrivis trois lotions générales de vin de quinquina qui furent faites dans la soirée. La nuit fut très-bonne, on continua les lotions le lendemain; je prescrivis en outre un lavement avec sulfate de quinine dissous, 20 centigrammes; la convalescence se déclara immédiatement; cependant on donna encore les mêmes préparations pendant quelques jours, mais à dose décroissante.

DEUXIÈME OBSERVATION.

Mademoiselle C. Girardin, de Plombières, éprouvait depuis quelques jours des douleurs de tête, des vertiges, et elle se plaignait d'avoir fréquemment des frissons ; le 16 mai, étant à l'église, elle y eut un évanouissement; appelé près d'elle le lendemain soir, je lui trouvai 112 pulsations par minute, sa langue était saburrale et rouge à la pointe, la peau était très-chaude, du reste la pression ne développait aucune douleur dans le ventre, il y avait toujours beaucoup de céphalalgie sus-orbitaire, le teint était très-animé; toute la journée la malade avait eu des alternatives de frissons et de chaleur, la soif était médiocre, l'appétit nul. Ici j'avais affaire à une fièvre rémittente qui débutait et qui pouvait promptement acquérir chez cette jeune personne beaucoup de gravité : je prescrivis quatre lotions générales par jour avec le vin de quinquina et une alimentation très-légère ; la malade but alternativement de l'infusion de tilleul et de camomille romaine; deux jours suffirent à son rétablissement, les frictions furent immédiatement suivies d'abondantes sueurs.

TROISIÈME OBSERVATION.

Melle M...., demeurant aux Granges-de-Plombières, âgée de 28 ans, me fit appeler le 26 mai dernier pour la guérir d'une maladie pour laquelle elle était alitée depuis quelques jours; je lui trouvai 96 pulsations par minute, sa langue était saburrale, elle n'avait point d'appétit, elle était très-faible et se plaignait surtout de douleurs de têtes, de vertiges. Je sus que ces accidents augmentaient beaucoup pendant la soirée et la nuit, qu'elle craignait alors de mourir tant sa faiblesse devenait grande. Je reconnus à ces symptômes une fièvre rémittente; je prescrivis une tisane préparée avec six grammes de quinquina gris, bouilli pendant trois quarts d'heure dans un litre d'eau, et bue surtout dans la matinée. Le 27, le 28, les nuits avaient été meilleures, la fièvre diminuait pendant la journée, je continuai la même prescription, nourrissant la malade avec un peu de lait et de bouillon; mais dans la nuit du 28 au 29, il y eut un redoublement presqu'aussi violent qu'au début de la maladie; j'ajoutai alors à la tisane un lavement de sulfate de quinine, centigrammes 25; acétate de morphine, centigrammes 2; eau, 120 grammes; vinaigre, 4 gouttes, et je le fis prendre dans la matinée. La nuit du 29 au 30 fut bonne, le 30, le 31, le 1er juin, mêmes prescriptions : la malade était alors en pleine convalescence; elle but encore pendant quelques jours sa tisane de quinquina.

Ici j'avais une fièvre subcontinue bien caractérisée, mais il n'y avait encore ni dévoiement, ni taches, ni délire; abandonnée à la nature, ou bien saignée et purgée, il est très-probable que cette fille aurait eu bientôt tous ces graves accidents.

QUATRIÈME OBSERVATION.

Le 3 juin dernier, je fus appelé près du jeune Duroch, de Plombières, âgé de 12 ans environ. Je trouvai cet enfant malade depuis quelques jours, sa figure était vultueuse, baignée ainsi que tout son corps par une sueur abondante, il toussait beaucoup, son pouls fournissait 130 pulsations par minute; on me dit qu'il était habituellement plus malade le matin que le soir, sa langue était saburrale; une sœur de charité voulait le purger.

Le lendemain matin il n'avait que 96 pulsations par minute, il toussait peu, mais il redoutait le redoublement qui avait ordinairement lieu à onze heures. Je prescrivis 5 lotions générales de vin de quinquina à faire dans la matinée; le redoublement eut encore lieu, mais il fut bien moins prononcé, et le petit malade n'eut pas les douleurs de tête qu'il accusait la veille. Je fis prendre, le 5 de grand matin, un lavement contenant 15 centigr. de sulfate de quinine toujours dissous, le 6 Duroch était en pleine convalescence; je lui fis prendre, pendant deux jours, de la tisane de quinquina gris à la dose de 3 gr. par litre.

CINQUIÈME, SIXIÈME ET SEPTIÈME OBSERVATIONS.

Trois petits enfants de deux à trois ans, la petite Couniot le 10 juin, le petit Bloch le 12, le petit Cornu le 15, furent aussi atteints de fièvre subcontinue, caractérisée chez tous par de l'abattement, une grande accélération du pouls, la peau chaude et sèche pendant le jour, avec agitation et plaintes continuelles pendant la nuit; 5 lotions de vin de quinquina par jour guérirent en deux jours le petit Bloch et le petit Cornu. A. Couniot toussait beaucoup et surtout la nuit : je dus ajouter aux préparations de quinine des inspirations ammoniacales; en sept jours elle fut rétablie.

HUITIÈME OBSERVATION.

M. Ph..., à Plombières, avait été refroidi le samedi 15 juillet; depuis lors jusqu'au mardi, il avait eu peu d'appétit, peu de forces, la tête lourde, et il était toujours poursuivi par une sensation de froid; le mardi vers onze heures, il souffrait beaucoup de la tête et devint si faible que l'on dut me chercher en grande hâte. Ne me trouvant pas, on pria un de mes confrères, M. le docteur Grillot, de me remplacer. Trouvant les jambes du malade très-froides, il les fit entourer de corps chauds, ordonna quelques boissons sudorifiques et conseilla, je crois, des sangsues au siége qui ne furent pas appliquées. Je trouvai M. Ph... ayant toujours les extrémités froides, son pouls donnait 96 pulsations par minute, sa langue était saburrale, sa peau était chaude et sèche, il se plaignait d'une grande faiblesse, de douleurs de tête et de vertiges quand il se levait, mais il se trouvait beaucoup moins mal que le matin. Je sus bientôt que la veille, à la même heure, il avait eu aussi un redoublement, mais moins prononcé. Je prescrivis à l'instant de la tisane de quinquina gris à la dose de 4 grammes pour un litre d'eau et des lotions de vin de quinquina. Le 17 juillet, le redoublement eut encore lieu mais il était bien affaibli, dans l'après-midi il n'y avait plus de fièvre; le lendemain, j'ajoutai à la tisane et aux lotions deux lavements de sulfate de quinine, 25 centigrammes chacun, dissous dans 120 grammes d'eau légèrement acidulée; un de ces lavements fut pris de très-bonne heure, l'autre une heure avant le retour possible du redoublement qui n'eut pas lieu. Les mêmes moyens furent continués à dose décroissante, la guérison était complète à la fin de la semaine.

NEUVIÈME OBSERVATION.

Mademoiselle B... de Nancy, jeune personne de 23 ans, tourmentée depuis deux ans par une aménorrhée compliquée d'une grande irritabilité des voies digestives, terminait sa première saison aux eaux de Plombières, lorsque, sans cause connue, le 17 juin dernier, elle fut prise par des frissons violents suivis de beaucoup de chaleur et d'un grand accablement; depuis quelques jours elle avait senti ses forces s'affaiblir. Appelé près d'elle, je trouvai ses pommettes très-rouges, sa langue était blanchâtre au milieu, rouge à la pointe, son pouls donnait 120 pulsations par minute, sa peau était chaude et sèche. Mademoiselle B... se plaignait de grandes douleurs de tête, de vertiges quand elle s'asseyait sur son lit et d'un accablement général.

Le frisson du début, la chaleur qui lui avait succédé, la constitution régnante me firent pronostiquer immédiatement une fièvre rémittente que le tempéramment nerveux de la malade et ses précédents pouvaient rendre fort graves. Je prescrivis en conséquence des lotions de vin de quinquina à faire le soir, pendant la nuit et le lendemain. Le 18, la fièvre était aussi forte que la veille, il y avait eu un léger épistaxis, la tête était toujours très-douloureuse, la figure rouge aux pommettes surtout, la langue, beaucoup plus saburrale que la veille, commençait à brunir, l'haleine était aigre et fétide, la malade avait de temps à autre des nausées et elle avait eu une selle en dévoiement. Je fis cesser les lotions de vin de quinquina et je fis, le 19 et le 20, de la médecine purement expectante. Le 20 au matin, il y eut un vomissement abondant de matières bilieuses, le ventre était ballonné et il y avait un gargouillement manifeste à la pression du flanc droit. Dans l'après-midi, la position de mademoiselle B. allait en s'aggravant, sa langue et ses dents se séchaient, il y avait eu plusieurs selles en dévoiement et un peu de délire que mademoiselle B. jugeait bien encore; sa face était cyanosée; pensant alors que le redoublement, s'il avait lieu comme je l'avais pronostiqué, et la rémission échappaient pendant la nuit à la malade et à sa garde, ou bien que la maladie pouvait n'être qu'une fièvre continue typhoïde, caractérisée par une grande chaleur de la peau et par une excitation pareille des voies digestives, je prescrivis un bain tiède prolongé, espérant que, si la maladie était rémittente, ce bain pourrait changer l'heure du redoublement et me permettre de le constater, et sachant bien à l'avance que, si la maladie était continue, ce bain ne pourrait avoir que les meilleurs effets. Au bout de 5 heures d'un bain maintenu à trente-cinq degrés centigrades, le pouls était tombé de 124 à 92 pulsations : c'était déjà un bien bon résultat; la nuit fut calme et il y eut un peu de sommeil et d'un sommeil réparateur pour la première fois depuis la maladie. Le lendemain matin 21, il n'y avait plus que 85 pulsations, mais la langue, l'haleine et le ventre étaient toujours dans le même état, la tête était encore douloureuse, la peau était un peu moins chaude, mais la fièvre reprit et augmenta à mesure que la journée avançait. Le soir, le pouls était à 104 pulsations. Le 25 à 5 heures du matin, il n'y en avait plus que 88. Je me hâtai de prescrire de la tisane de quinquina préparée avec quina gris, 6 grammes bouillis pendant 3/4 d'heure dans un litre d'eau. Un lavement de sulfate de quinine, 15 centigrammes; extrait aqueux d'opium, 2 centigrammes; eau, 120 grammes; acide sulfurique, une goutte; des lotions générales avec le vin de quinquina. Le 23, le 24 et le 25, je continuai les mêmes prescriptions. Mademoiselle B... allait mieux de jour en jour; pendant tout le temps de la maladie elle avait pris chaque jour quelques cuillerées de bouillon; à dater du

25, elle fut en pleine convalescence et ses forces se rétablirent promptement. A dater de cette époque, je ne prescrivis plus de sulfate de quinine, mais je continuai pendant quelques jours encore et à dose décroissante les lotions et la tisane.

DIXIÈME OBSERVATION.

Madame de J..., âgée de 70 ans, avait contracté une fièvre intermittente quotidienne et légère en séjournant dans un pays marécageux. Cette maladie paraissait entièrement passée, lorsque Madame de J..., vint à Plombières pour y prendre des bains et des douches. Il y avait 15 jours déjà que cette dame faisait usage des eaux, lorsque, le 5 juillet dernier, dans la matinée, elle commença à éprouver un peu de malaise; enfin le 10, après un violent frisson, elle vomit beaucoup, je lui trouvai la face cyanosée, la langue sèche et rouge, la peau brûlante et sèche, le pouls donnait 130 pulsations par minute; il y avait un accablement profond et comateux; du reste la pression ne développait aucune douleur sur le ventre qui était météorisé; je pronostiquai une fièvre intermittente ou rémittente pernicieuse au lieu de l'indigestion dont sa famille la croyait tourmentée, et je prescrivis des ventouses sèches sur le ventre, puis des fomentations émollientes et de la limonade pour boisson; le lendemain matin, il y avait encore 104 et 106 pulsations par minute, la tête était lourde, la langue sèche, la peau brûlante, mais il y avait moins d'abattement que la veille au soir; je prescrivis à l'instant un demi-lavement contenant 40 centigrammes de sulfate de quinine et une goutte d'acide sulfurique, 3 lotions générales de vin de quinquina et la limonade. Le redoublement eut encore lieu le soir, mais il fut beaucoup moins violent que la veille; le 7 juillet il y avait à peine de la fièvre le matin; je prescrivis les lotions de la veille et deux lavements de sulfate de quinine à la dose de 30 centigrammes chacun à prendre dans la matinée; pour nourriture quelques cuillerées de bouillon : le redoublement fut à peine marqué; le 8, le 9 et le 10, madame de J... ne prit plus qu'un lavement par jour et ne fit plus que deux lotions, elle était en pleine convalescence. Elle partit de Plombières le 20 juillet, entièrement rétablie, et après avoir pu prendre encore 3 ou 4 douches pour une vieille douleur de jambe.

ONZIÈME OBSERVATION.

M. P... de Plombières, âgé de 42 ans, d'un tempérament nerveux, était légèrement indisposé depuis assez longtemps, et quand il me fit appeler il avait depuis trois jours beaucoup de fièvre, de violentes douleurs de tête dans la partie postérieure surtout, des vertiges quand il était levé, et un accablement général. C'était le 8 août dernier : je lui trouvai de 125 à 130 pulsations par minute, sa face était vultueuse, ses idées un peu vagues, sa langue rouge à la pointe, saburrale au centre, il avait une complète anoréxie. Son ventre était ballonné, il y avait un peu de gargouillement à la pression du flanc droit, mais cette pression n'était pas douloureuse; en demandant s'il était plus mal à une époque de la journée ou de la nuit, je sus que, depuis trois jours, les douleurs étaient bien plus vives et la fièvre plus forte vers 3 heures de l'après-midi; il était alors 6 heures du soir. Je prescrivis des lotions de vin de quinquina et une tisane préparée avec 3 grammes de quinquina gris pour un litre d'eau. Le 9, il n'y avait plus que 110 pulsations le matin; le redoublement de l'après-midi fut déjà moins fort. Je fis mettre 4 grammes de quina dans la tisane du 10, et 7 grammes dans celle du 11 et du 12. La fièvre alla en décroissant rapidement; le 10, le redoublement fut à peine sensible, le 11, la convalescence commença, et le 15, M. P... put reprendre ses travaux habituels; mais je fus obligé de lui donner, le 28 du même mois, du sulfate de magnésie : sa langue était restée saburrale, son teint était jaunâtre et il avait peu d'appétit. Ce purgatif le rétablit entièrement.

DOUZIÈME OBSERVATION.

Le 16 octobre dernier, je fus appelé près de mademoiselle L. Ch... de Plombières; cette fille, âgée de 25 ans, avait eu le vendredi précédent, dans la soirée, des frissons et du malaise qui reparurent le samedi et la forcèrent à s'aliter; à mon arrivée, je lui trouvai la face cyanosée, la langue sèche et rouge, 116 pulsations par minute; elle avait eu une selle en dévoiement le matin, deux épistaxis depuis la veille; son ventre était ballonné et il y avait un gargouillement manifeste à la pression du flanc droit. La malade toussait beaucoup, sa peau était brûlante et sèche, elle se plaignait de douleurs de tête et d'un grand accablement, elle avait des vertiges dès qu'elle s'asseyait, sa soif était modérée et son appétit nul. La nuit, elle se plaignait beaucoup plus que le jour et s'agitait continuellement dans son lit. Je prescrivis une décoction de quatre grammes de quina gris dans un litre d'eau, 6 lotions de vin de quinquina dans la journée et quelques cuillerées de lait pour aliment. La nuit du 16 au 17 fut moins mauvaise que les précédentes. Il y avait eu une sueur abondante, la toux était bien diminuée; le lendemain matin, la langue était humide et la peau moite, le pouls ne donnait plus que 92 pulsations par minute, même prescription que la veille; le 18, même état, même prescription; ayant été forcé de m'absenter, je retrouvai, le 23, mademoiselle L... plus malade qu'elle ne l'était le 16; il y avait quelques taches typhoïdes sur les deux flancs, sa langue était sèche et noire, il y avait eu une selle en dévoiement tous les jours. J'appris que, depuis mon départ, cette malade avait renoncé à la tisane de quinquina, et ses nuits étaient redevenues aussi mauvaises qu'au début de la maladie. Je prescrivis un quart de lavement avec 16 centigrammes de sulfate de quinine et laudanum de Rousseau 8 gouttes, ainsi que les lotions de vin de quinquina. Le lendemain matin, la langue était humide et revêtue d'un enduit jaunâtre, le pouls de 120 pulsations était retombé à 90. La nuit avait été beaucoup meilleure, la toux était diminuée; même prescription que la veille, continuée le 25. Le 26, un quart de lavement avec sulfate de quinine matin et soir, 12 centigrammes, laudanum de Rousseau 6 gouttes; le 27, le 28, le 29, même prescription; dès le 27, la jeune malade put passer plusieurs heures levée. Au laitage on ajouta quelques cuillerées de bouillon, on continua les lavements et les lotions jusqu'au 6 novembre, mais à dose décroissante. A cette époque la guérison était complète.

Je pourrais ajouter beaucoup d'autres faits puisés dans ma pratique, montrant tous, ainsi que ceux que j'ai empruntés aux autorités de l'époque, combien il importe de bien distinguer les fièvres rémittentes des fièvres continues, ce que l'on ne savait plus faire. Je pourrais aussi emprunter de nombreuses et bien intéressantes observations à Torti, qui s'exprime ainsi en parlant de la fièvre subcontinue et maligne. « *Innumeras prope modum febrium hujusce speciei referre possem historias et quidem quoad accidentia plurissimum dissimiles, in curatione autem simillimas, quatenus omnes jugulatæ sunt uno cortice peruviano, modo celerius, modo lentius, modo parcius, modo liberalius, prout opus visum est administrato.* » Je pourrais encore ici en demander à un savant praticien de Lyon, M. le docteur Devay, médecin de l'Hôtel-Dieu et sécretaire de la société médicale d'émulation, qui, dans un excellent mémoire sur la malignité, n'a peut-être pas assez insisté sur ce que les fièvres intermittentes et rémittentes en sont les principales sources; je pourrais en emprunter aussi à M. le docteur Montrol de Langres, qui, dès 1832, professait des opinions semblables à la mienne; je pourrais en demander également à M. le docteur Ancelon de Dieuze, à M. le docteur Saucerote de Charmes et à beaucoup d'autres praticiens distingués. Mais il me semble que j'en ai assez dit pour fixer l'attention des hommes sérieux et amis du progrès; je rappellerai seulement à ceux de mes confrères qui pourraient l'avoir oublié, que, dans les fièvres intermittentes et rémittentes, le quinquina doit être administré surtout le plus loin possible de l'époque du retour de l'accès ou du redoublement. Je leur rappellerai aussi que le commerce, par une spéculation infâme entre toutes, vend trop souvent du quinquina épuisé par la fabrication de la quinine ou mélangé à des écorces sans valeur, pour que nous ne devions pas nous entourer de beaucoup de précautions afin de bien connaître les médicaments de nos pharmaciens; que souvent le sulfate de quinine est altéré, mélangé à une foule de substances, dont le moindre inconvénient est de diminuer à ce point la valeur du remède que la mort du malade peut en être le résultat. Enfin j'ajouterai en terminant que, si l'on soigne aujourd'hui sans les connaître une foule de fièvres rémittentes, qui à cause de cela deviennent trop souvent mortelles, il y a cependant encore beaucoup de fièvres continues, sans parler de la suette miliaire, continue et pernicieuse; que ces fièvres se guérissent facilement et vite, quand le médecin tient compte de la cause de la maladie et des modifications vitales qu'elle a entraînées, quand ensuite, connaissant bien la loi des secrétions organiques, il possède les immenses ressources qu'elle met à notre disposition.

Je pourrais citer ici un grand nombre de faits à l'appui de mon opinion, mais j'examinerai plus tard cet important sujet dans un mémoire séparé.

www.ingramcontent.com/pod-product-compliance
Ingram Content Group UK Ltd.
Pitfield, Milton Keynes, MK11 3LW, UK
UKHW021130230726
13926UKWH00002B/702

9 782016 196618